CONSIDÉRATIONS GÉNÉRALES

SUR

LA GOUTTE

ET LE

RHUMATISME

AIGUS ET CHRONIQUES

TRAITÉS

PAR UNE MÉTHODE DÉPURATIVE VÉGÉTALE
AUSSI SURE QUE FACILE

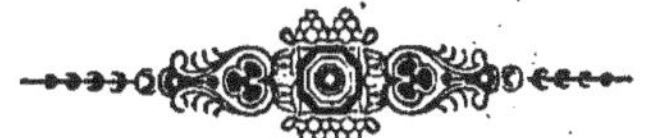

PARIS

IMPRIMERIE DE H. FOURNIER ET Cᵉ
7 RUE SAINT-BENOIT.

—

1842

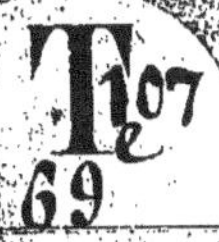

CONSIDÉRATIONS GÉNÉRALES

SUR

LA GOUTTE

ET LE

RHUMATISME

AIGUS ET CHRONIQUES

TRAITÉS

PAR UNE MÉTHODE DÉPURATIVE VÉGÉTALE
AUSSI SURE QUE FACILE

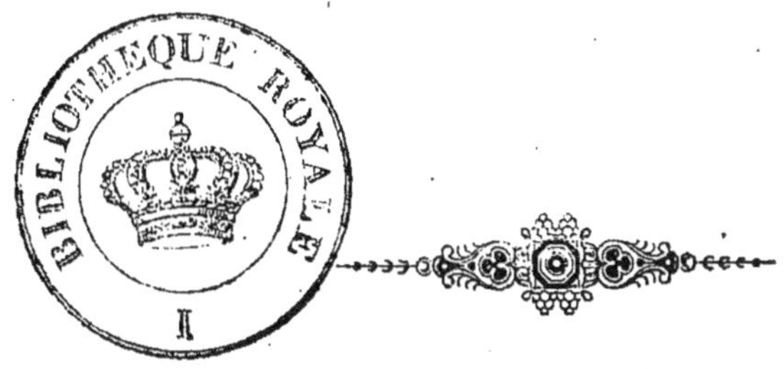

PARIS

IMPRIMERIE DE H. FOURNIER ET Cᵉ
7 RUE SAINT-BENOIT.

1842

AVIS

Monsieur,

Nous venons soumettre à votre examen le résumé ci-joint d'une brochure qui accompagne chaque flacon du SIROP ANTI-GOUTTEUX *de* BOUBÉE, *dont le dépôt est, depuis 14 ans, dans l'une des plus anciennes pharmacies de Paris.*

Vous trouverez, Monsieur, rue Dauphine, 38, tous les renseignements nécessaires pour s'affranchir d'un mal aussi funeste que la goutte et le rhumatisme.

Un grand nombre de lettres vous seront soumises, afin que vous puissiez juger par là les services immenses qu'a rendus ce précieux médicament.

Nous désirons instamment que vous soumettiez cette brochure à votre médecin, qui, à l'égal de tous ses confrères, se fera un devoir de prescrire un médicament qui a acquis un rang incontestable dans la thérapeutique.

En désirant, Monsieur, que cette lettre ne trouve pas en vous un goutteux, nous avons voulu que, si vous étiez souffrant, vous puissiez vous soulager ou que vous puissiez rendre un service en signalant un remède précieux.

Agréez, Monsieur, nos très-humbles salutations,

BOUBÉE, à Auch.

DÉPOT GÉNÉRAL,
Rue Dauphine, 38, à Paris.

CONSIDÉRATIONS GÉNÉRALES

SUR

LA GOUTTE

ET LE

RHUMATISME

AIGUS ET CHRONIQUES

TRAITÉS

PAR UNE MÉTHODE DÉPURATIVE VÉGÉTALE
AUSSI SURE QUE FACILE

> Podagra plures interficiunt divites quam
> pauperes; plures sapientes quam fatuos.
>
> BAGLIVI. Prax. medic.
>
> La goutte tue plus de gens d'esprit
> que de stupides.
>
> SYDENH. Méd. pratique.

Cette pensée de BAGLIVI et de SYDENHAM, que la goutte attaque plutôt *les gens d'esprit que les ignorants*, peut flatter sans doute l'amour-propre du malade dans l'intervalle des accès; mais, en proie aux vives douleurs de cette cruelle affection, que de goutteux s'écrieraient : *Moins d'esprit et plus de calme!* L'idée exprimée par ces deux auteurs n'en est pas moins vraie dans le fond; car les hommes dont les facultés intellectuelles sont plus élevées sont ceux en effet qui se livrent aux travaux du cabinet, et personne n'ignore que ce genre de fatigue est une source abondante de maladies.

Qu'est-ce que la goutte? Telle est la première question qu'adresse un malade atteint d'un accès au médecin qui le visite. La réponse est très-facile à faire : il suffit seulement d'adopter une des théories reçues, et avec une élocution facile on parvient à satisfaire le patient. Mais une question plus importante pour le malade est celle-ci : *Quel est le meilleur traitement pour combattre la goutte?* C'est aussi celle qui avait fixé notre attention depuis longtemps. Nous l'avons résolue, et quatorze années de succès non interrompus nous ont confirmé qu'elle l'avait été par nous d'une manière irréfragable.

Pour arriver à cet heureux résultat, nous avions médité tous les traités que les grands maîtres nous avaient laissés sur cette maladie; nous avions trouvé dans leurs écrits des descriptions complètes, des tableaux fidèles des symptômes qui caractérisent cette affection, et pour s'en convaincre il suffit de lire ce qu'a écrit SYDENHAM qui fut lui-même horriblement tourmenté par la goutte. Mais la partie la plus essentielle, la méthode curative, était précisément la partie la plus imparfaite de ces savants traités.

Chacun de ces hommes célèbres parvenait bien à démontrer que la goutte avait pour cause première une altération profonde des humeurs, une anomalie de la nutrition, ayant pour caractère la tendance à l'épaississement, à la production de la chaux, au développement des acides, à l'ossification, et tenant à la faiblesse de la digestion, au mauvais état de la chylification; mais comment combattre cette viciation des humeurs, comment modifier et ramener à l'état normal les organes digestifs. Voilà la dissidence; voilà la difficulté qui n'avait pas encore été vaincue.

Les médecins qui, comme SYDENHAM, faisaient dépendre la goutte d'une faiblesse des organes digestifs, prescrivaient comme nuisibles les purgatifs et regardaient comme plus convenables pour combattre la faiblesse d'estomac les médicaments amers, stomachiques et légèrement aromatiques.

Cependant, si on consulte BARTHEZ, on verra que les purgatifs sont nécessaires, surtout dans les sujets chez qui le tissu du corps est lâche et spongieux, et lorsqu'il y a empâtement des viscères du bas ventre.

Des praticiens avaient recommandé, et HELVÉTIUS entre autres, l'usage des sudorifiques, et leur efficacité ne peut être mise en doute. Mais fallait-il les employer dans tous

les cas et chez tous les sujets? Penser ainsi ne serait pas
raisonnable. En effet, que n'aurait-on pas à craindre
d'exciter d'abondantes sueurs chez les goutteux dont la
constitution est usée, et qui sont sujets à avoir, dans leurs
attaques de goutte prolongées, de l'abattement des forces
et de la diarrhée?.... Il vaudrait mieux que le malade
s'abandonnât aux soins de la nature.

On a proposé aussi l'emploi des diurétiques, c'est-à-dire
les moyens propres à activer la sécrétion de l'urine; mais
il ne convient pas de charger un seul émonctoire de débarrasser les humeurs des parties viciées. Charger les reins
seuls d'épurer ainsi les liquides, pourrait le faire tomber
dans cet état de souffrance incurable qu'on nomme *dia-
bétés*.

Enfin, quelques praticiens ont préconisé les préparations d'opium et les succédanées, et l'expérience a confirmé leur utilité dans la goutte de l'estomac et des intes-
tins. Mais ces médicaments, en calmant les douleurs, ne
parviendront jamais à débarrasser le corps des humeurs
viciées, chose indispensable néanmoins pour guérir ou
du moins affaiblir cette cause essentielle de la goutte.
Ce serait autrement, pour nous exprimer d'une manière
simple et vulgaire, *conserver le loup dans la bergerie*.

D'après ce court exposé des différentes méthodes cura-
tives de la goutte, employées jusqu'à ce jour, on voit
qu'elles peuvent être réduites à deux.

*L'une, qui est la plus rationnelle, consiste à expulser de
l'économie animale les humeurs viciées, cause incessante
des accès de goutte.*

*L'autre, moins sûre, ne conssite qu'à calmer les accès à
l'aide des préparations opiacées ou d'autres analogues.*

Tel était l'état de la science lorsque nous avons conçu
le projet de composer *notre sirop anti-goutteux*.

Nous étions bien persuadés qu'une maladie est incurable dans le cas de désorganisation complète d'un organe,
mais non lorsque l'affection dépend d'une altération dans
les humeurs. La thérapeutique offre en effet de grandes
ressources pour éliminer du corps les liquides altérés.

La lecture des ouvrages sur l'affection goutteuse, le
talent et la bonne foi de leurs auteurs ne nous permet-
taient point de nier les succès de chaque méthode de
traitement; mais notre esprit se refusait à croire que
chacune d'elles en particulier pût distinctement réussir
dans tous les cas.

Nous arrivâmes ainsi à l'idée qu'une préparation pharmaceutique, qui réunirait les avantages de chacune d'elles, nous amènerait à obtenir ce double résultat :

Chasser de l'organisation les humeurs altérées et faire avorter, ou au moins calmer, en attendant leur expulsion complète, les douleurs atroces de cette affection. Nos espérances ne furent point déçues, et notre sirop *anti-goutteux* nous donna ce bon résultat, qui ne cesse depuis 14 ans de se réaliser journellement.

Le sirop remplit donc les conditions suivantes :

1° *Par son action sudorifique et dépurative il établit une légère diaphorèse (transpiration plus forte que la transpiration naturelle, et moins considérable que la sueur), et fait ainsi contribuer la peau, sans aucune fatigue, à l'élimination des liquides altérés.* Il remplit ainsi le but des auteurs qui ont préconisé les sudorifiques.

2° *Son effet tonique et légèrement purgatif rend, d'une part, au tube intestinal son énergie, et de l'autre débarrasse les premières voies de toute substance âcre et nuisible.* Cette combinaison d'action constitue la méthode tant vantée par le célèbre BARTHEZ.

3° *Par l'abondante sécrétion d'urine qu'il procure, on prévoit qu'il jouit d'une action sur l'appareil urinaire, appareil si utile pour la purification du sang.*

4° *Enfin, par sa vertu antispasmodique, ce sirop maintient toutes les sécrétions à un même degré, de peur que la prédominance de l'une d'elles n'apportât le trouble dans toute l'économie. C'est cette dernière action qui rend si précieux l'usage de ce sirop et qui doit lui donner la préférence sur quelques préparations vantées de nos jours. Ces dernières, agissant trop brusquement et trop violemment, laissent après elles une fatigue générale qui contribue à l'affaiblissement du corps.*

Une comparaison fera bien comprendre la différence qui existe entre notre préparation et celles dont nous parlons.

Notre sirop, par son action douce mais soutenue, attaque le mal sans secousse et sans violence, avantage aussi précieux pour le corps que le sont pour un état constitutionnel les améliorations que l'on obtient sans agitation et sans trouble. Les autres préparations, au contraire, par leur activité trop puissante, mettent le corps en danger, de même qu'une révolution brusque dans un état en détruit très-souvent l'ordre sans en prévoir les funestes conséquences.

La goutte se manifeste par des douleurs dans les articulations, avec gonflement, inflammation ou tuméfaction chronique et froide qui dégénère en nodosité et concrétions tophacées : il y a dérangement dans les digestions, production de vents, d'acides, de mucosités; dans les premières voies, perte d'appétit, obstruction.

Mais cette affection n'apparaît pas toujours avec des symptômes si tranchés ; quelquefois les signes essentiels n'existent qu'à un degré incomplet : aussi il arrive qu'on peut le confondre avec toutes les maladies chroniques. C'est donc avec raison qu'on a avancé que la goutte était un véritable Protée.

On ne doit pas oublier que souvent des maladies chroniques opiniâtres et compliquées ont pour cause unique l'affection goutteuse. Aussi on a divisé la goutte en :

1° *Goutte déclarée, manifeste*, qu'on a subdivisée en *régulière* et *irrégulière.*

La première de ces variétés, c'est-à-dire *la goutte régulière*, produit des accès *réguliers*, est accompagnée de fièvre, se termine par des crises et paraît ordinairement à l'époque des équinoxes. Ces accès laissent un intervalle plus ou moins long (six mois et même une année). Cet état général est précédé ou accompagné d'une affection locale qui se fixe sur un organe quelconque, mais le plus souvent sur une articulation. Celle-ci se tuméfie, devient brûlante, rouge, et donne lieu à des douleurs atroces. Cette douleur dure trois semaines à un mois, ou même plus, quelquefois avec des récidives, et se termine enfin par des sueurs d'une odeur aigre et par un dépôt rougeâtre dans l'urine. Quelquefois il se manifeste sur la peau une éruption qui constitue aussi une crise. Cette éruption peut durer plusieurs semaines.

La goutte irrégulière est celle dont les accès n'ont point d'époque déterminée, elle est généralement sans fièvre. L'accès peut durer des jours, des semaines; la douleur change à chaque instant de siége et se transporte souvent tout à coup d'un lieu dans un autre. Cette variété peut durer aussi des mois et des années.

Les crises sont en général très-rares et fort incomplètes.

Les désorganisations et *les dégénérescences* de la matière organique auxquelles cette forme donne lieu, sont extrêmement variées. Les plus ordinaires sont les nœuds arthritiques, concrétions tophacées qui se forment autour des articulations, et gênent les mouvements, les rendent quelquefois impossibles; on voit aussi quelquefois de véritables gonflements osseux et des exostoses.

2° *La goutte occulte* est la plus dangereuse, parce qu'elle ne se manifeste pas par les symptômes ordinaires, mais par des accidents tout à fait étranges. Cette variété, au lieu d'attaquer les parties extérieures, se jette sur des organes internes, occasionnent ainsi des affections douloureuses ou indolentes très-diverses. Si elle se porte sur l'estomac, elle donne lieu à des spasmes violents de cet organe, à des acides ou mucosités et à des vomissements chroniques; sur la tête, à des vertiges, à la surdité, cécité, etc.; sur la poitrine, à des toux chroniques, douleurs de poitrine, asthmes; sur le système nerveux entier, à des spasmes, à l'hypocondrie, à la paralysie, à des maladies convulsives; sur les reins, à l'affection calculeuse; sur le système vasculaire du bas-ventre, à la maladie hémorroïdale; sur le système lymphatique enfin, aux épanchements hydropiques.

Si, au contraire, elle se fixe sur les parties externes, elle donne naissance à des ulcères, des indurations, des tumeurs enkystées, exanthèmes chroniques.

Cette variété est la plus dangereuse.

DU RHUMATISME.

En proposant notre Sirop pour combattre l'affection rhumatismale, nous n'avons pas été dominé par cette idée que cette préparation était une *panacée universelle*, mais bien par la grande analogie qui existe entre le rhumatisme et la goutte.

Si nous cherchons en effet quelle est la différence essentielle entre ces deux affections, nous verrons qu'on peut la rapporter aux deux points suivants :

1° *La goutte* procède de dedans en dehors, et le rhumatisme de dehors en dedans. La première est donc une maladie développée dans l'intérieur de l'organisme même, que celui-ci élabore d'une manière critique, et que la nature rejette à l'extérieur, de sorte que ses phénomènes, connus sous le nom d'accès ou d'attaques de goutte, doivent être considérés uniquement comme symptômes d'un état morbide enraciné dans la profondeur de l'organisme. *Le rhumatisme*, au contraire, est une maladie qui a pénétré du dehors dans l'organisme, par la suppression des fonctions et de la sécrétion de la peau, qui par conséquent demeure toujours plus extérieure et locale, et dans l'essence de laquelle il entre de ne point troubler les fonctions intérieures, notamment le travail de la digestion et de l'assimilation.

2° *La goutte* est toujours accompagnée de la production d'une matière morbifique ayant des caractères particuliers, et qui se distingue surtout par la tendance à engendrer des acides et des terres, à produire des épaississements. Rien de semblable n'a lieu dans le rhumatisme, où il n'y a d'autre principe morbifique matériel que la sérosité âcre retenue dans le corps.

On voit que dans ces deux affections la véritable cause est une matière hétérogène, dont il faut débarrasser le corps par les émonctoires naturels, et nous avons démontré que notre sirop jouit de cette propriété.

Nous joignons ici quelques-unes des attestations dont nous parlons dans la lettre qui précède cet exposé.

Gigean (Hérault), ce 19 mars 1838.

Monsieur,

Il y a trois ans, vous me fîtes envoi de douze demi-bouteilles de votre Sirop anti-goutteux, quantité que vous jugeâtes nécessaire pour mon traitement. J'attendis, pour en faire usage, l'apparition d'une attaque qui ne tarda pas à se manifester ; j'en éprouvai un effet merveilleux ; à la troisième prise, les douleurs cédèrent, et après la quatrième, je vaquai librement à mes occupations. Toutes les fois que les douleurs se sont manifestées, j'ai pris les quatre prises, qui ont toujours produit le meilleur effet.

J'ai conseillé l'usage de ce précieux médicament à plusieurs personnes qui toutes m'en ont fait le même éloge.

Agréez, etc.

Signé, REBOUL PÈRE.

Châteauponsal (Hte-Vienne), le 19 janvier 1837.

Monsieur,

Depuis plus de 15 ans je suis atteint d'une goutte régulière qui est devenue anomale voilà déjà une année. Continuellement dans les souffrances, et ne sachant plus que devenir, je me suis déterminé à prendre votre Sirop qui m'a fait un bien infini. Il y a six mois que j'en fais usage, et, depuis cette époque, je me trouve beaucoup mieux ; je ne souffre plus, je marche plus facilement. Auparavant, je restais presque toujours au lit ; à présent, je vaque à mes affaires sans difficulté. Je suis exactement le régime que vous prescrivez dans votre mémoire. Je ne m'en écarterai pas, puisque je me trouve si bien.

Agréez, etc.

Signé, LACROIX, juge de paix.

Villé (Bas-Rhin), ce 12 août 1839.

Monsieur,

Immédiatement après la réception de votre honorée du 17 novembre dernier, je fis usage de votre Sirop anti-goutteux ; et aujourd'hui, ne pouvant plus résister à la voix de la reconnaissance, je m'empresse de vous adresser les témoignages des effets prodigieux qu'il a produits sur moi.

Pendant plus de deux années, j'étais couché sur mon lit de douleurs, sans pouvoir bouger ; j'ai épuisé toutes les ressources de l'art : j'ai employé tous les moyens imaginables ; tout fut en vain. Mais à peine m'étais-je servi de votre précieux Sirop que j'éprouvais un grand soulagement ; après un mois de traitement,

je pus déjà me lever librement de mon lit et marcher, appuyé
sur les bras de mon domestique ; mes forces reprirent sensible-
ment de jour en jour ; et maintenant, grâce à votre divin remède,
je marche seul, sans appui dans toute la maison ; je monte et
descends les escaliers, et je puis vaquer à mes affaires ; mes douleurs les plus cuisantes ont entièrement disparu, etc.

Tant que je respirerai, je me ferai gloire et honneur de faire
connaître au public et de répandre au loin le succès et les effets
miraculeux de votre heureuse invention.

CONRAUX.
Docteur en médecine et médecin cantonal.

Extrait d'une lettre adressée par M. CAMPARDON, *docteur en médecine, à M.* ALIBERT, *premier médecin ordinaire du Roi,
membre de l'Académie royale de médecine de Paris, etc.*

Monsieur et honoré Confrère,

Je sais qu'un médecin qui se respecte doit être en garde contre
les promesses pompeuses du charlatanisme, et n'accorder aux
remèdes secrets sa confiance qu'à bonne enseigne ; mais, ayant
été à même d'employer plusieurs fois le Sirop anti-goutteux, je
puis vous donner, avec connaissance de cause, des renseignements positifs sur son efficacité.

Il calme merveilleusement l'acuité des douleurs articulaires et
abrége la durée des accès. C'est un remède d'autant plus précieux
que, jusqu'à présent, la médecine impuissante était réduite à con-
seiller quelques moyens hygiéniques, sans pouvoir procurer un
soulagement même momentané aux personnes atteintes de cette
cruelle maladie...

Jusqu'à présent, la plupart des remèdes secrets, tant externes
qu'internes, ont été pris dans la classe des irritants, ce qui rend
leur emploi presque toujours dangereux ; on n'a pas à craindre
ici les mêmes inconvénients. Dans aucun cas, le Sirop anti-goutteux ne peut produire de fâcheux effets : sa composition, que je
connais, et des expériences multipliées, m'ont prouvé son inno-
cuité.

J'ai l'honneur, etc.

Signé CAMPARDON, *doct.-méd.*

Extrait d'une lettre de M. Auberge, *docteur en médecine à Montauban, chirurgien-major breveté au 56° régiment d'infanterie
de ligne, membre de la Légion-d'Honneur.*

Montauban, ce 15 janvier 1830.

Monsieur,

J'ai employé sur moi-même le Sirop anti-goutteux de votre
composition, et en ai obtenu les effets les plus désirables, ce qui

m'engage à l'ordonner à plusieurs personnes qui m'honorent de leur confiance. Ses propriétés ne s'étant jamais démenties, je l'adopte dans ma pratique. La thérapeutique ne m'offrait jusqu'aujourd'hui aucun moyen qui puisse produire des effets aussi prompts et aussi décisifs, et, d'après vos explications, sans jamais avoir à appréhender le moindre danger.

Agréez, etc.

Signé AUBERGE, *doct.-méd.*

La Rochelle, le 14 mai 1836.

Monsieur,

Étant à Amiens, département de la Somme, j'ai tant entendu vanter votre Sirop anti-goutteux, que je me décidai à l'employer, et toujours j'en ai obtenu les succès les plus merveilleux. Je me trouve aujourd'hui à la Rochelle, et n'ai pas trouvé dans cette ville de ce précieux médicament ; il serait pourtant nécessaire que vous en eussiez des dépôts partout, car aucun médicament connu ne remplace cette découverte qu'on ne saurait trop répandre dans l'intérêt de l'humanité.

Agréez, etc.

Le chirurgien-major du 14ᵉ d'infanterie légère,
Signé PINELLI.

Amsterdam, le 15 février 1839.

Monsieur,

Je prends la liberté de vous faire parvenir celle-ci, en vous témoignant toute ma reconnaissance des bons effets qu'a produits à mon égard votre Sirop anti-goutteux. Le remède est sublime et ne me laisse rien à désirer.

J'ai l'âge de 30 ans, et depuis ma 20ᵉ année, j'avais régulièrement tous les ans, en janvier et février, des attaques. Mais la dernière fut la plus violente, avec des maux furieux aux pieds, aux bras, aux mains et sur ma poitrine.

Enfin, le 5 courant, je résolus avec mon médecin de prendre votre Sirop, et le huitième jour je fus entièrement libre de toute douleur et je pus vaquer en ville à mes affaires. Je vous en témoigne ma reconnaissance, car mes gouttes me tenaient au moins six mois chaque année.

Agréez, etc.

J.-J. DE VIT, près le Goude Ketting.

Bolbec, le 13 septembre 1837.

Monsieur,

C'est après avoir pris cinq demi-bouteilles de votre Sirop anti-goutteux que je me suis trouvé entièrement guéri d'une sciatique qui m'empêchait de marcher depuis longtemps. Tous les traitements que j'avais suivis jusqu'alors n'avaient apporté aucun soulagement à mes douleurs, tandis que je n'ai pas eu sitôt pris de votre composition, que j'ai éprouvé beaucoup de mieux ; votre Sirop jouit d'une grande réputation, mais les éloges qu'on lui accorde sont au-dessous de son mérite.

J'ai fini votre traitement en voyageant, ce qui a pu en retarder l'heureux effet de quelques jours ; agréez-en, je vous prie, Monsieur, ma reconnaissance et mes remerciements.

J'ai l'honneur d'être avec considération,

Monsieur,

Votre très-humble serviteur,

P. GAMENIN fils,

1er Adjoint de la ville de Bolbec.

Précy-sur-Oise, le 30 mars 1838.

Monsieur,

Le bien que j'ai éprouvé de l'usage de votre Sirop anti-goutteux a dépassé de beaucoup mon espoir, car les crises atroces que j'éprouvais, avant d'en faire usage, sont devenues des douleurs très-supportables, au point qu'auparavant j'étais réduit à garder le lit souvent quinze jours consécutifs, et, partant, incapable d'exercer mes fonctions et de vaquer à mes affaires ; maintenant il est rare que je sois réduit à garder le lit même deux jours de suite ; aussi ce mieux opéré par votre précieuse découverte, m'engage-t-il à vous demander un nouvel envoi afin que je puisse suivre pendant quelque temps le traitement préservatif, bien convaincu que, par la persévérance que je mettrai à poursuivre cette cruelle maladie, je viendrai à bout de m'en débarrasser totalement.

Agréez, Monsieur, l'assurance de toute ma reconnaissance.

ROBERT,

Curé de Précy-sur-Oise.

Bollac, le 12 mars 1839.

Monsieur,

Je me suis si bien trouvé de votre Sirop anti-goutteux, que je viens vous prier de me faire un nouvel envoi de six fioles ou petites bouteilles de remède. Vous tirerez sur moi pour votre paiement.

Depuis que je fais usage de cette panacée, j'ai retrouvé mes forces, et une nouvelle vie s'est ouverte pour moi. Cependant, je l'avoue à ma honte, je n'ai pas toujours été très-observateur du régime que vous m'aviez prescrit ; rien n'est plus tentant que le fruit défendu, et je me suis assez souvent laissé aller à sabler le pétillant et délicieux champagne.

Je vous autorise à proclamer les résultats heureux que je vous signale.

J'ai bien l'honneur d'être, Monsieur,

Votre très-humble et obéissant serviteur,

CHARREYRON jeune, avocat et député de la Haute-Vienne.

Villeneuve-d'Agen, le 16 avril 1837.

Monsieur,

L'état miraculeux dans lequel je me trouve ayant ajouté à la renommée de votre excellent anti-goutteux, je viens, au nom d'un de mes amis, vous prier, Monsieur, d'avoir la bonté de m'en expédier deux demi-bouteilles. J'ose espérer que leur qualité parfaite mettra fin aux souffrances aiguës du malade qui, comme moi, pourra un jour donner un témoignage non équivoque de votre Sirop.

Agréez, Monsieur, l'assurance du respect profond avec lequel j'ai l'honneur d'être,

Votre très-humble serviteur,

DE BOURRAN.

Caux, près Pezenas, le 18 décembre 1838.

Monsieur,

Grâces vous soient rendues pour les bienfaits signalés que vous rendez à l'humanité souffrante. Agé de 69 ans, accablé de la goutte depuis 47 ans, j'ai le bonheur d'être du nombre de ceux qui ont éprouvé les bons effets de votre divin Sirop anti-goutteux. C'est au mois de mai dernier que j'ai commencé à en faire usage; j'étais alors souffrant d'un accès de goutte qui, à en juger par les antécédents, ne m'eût pas retenu moins de trois mois dans mon lit ou dans ma chambre. J'avais la goutte aux deux pieds, aux deux genoux, à la main droite, au coude gauche, jusqu'à la nuque, enfin à l'estomac, lorsque j'envoyai chercher votre remède. Le lendemain de la seconde prise, non-seulement mes douleurs eurent disparu, mais encore je me sentis assez de force pour aller à la grand'messe, et après la troisième prise, je me promenai dans le village pendant une bonne partie de la journée. Depuis lors, toutes les fois que j'ai ressenti quelque douleur de goutte, après la seconde prise de votre Sirop, j'en ai été toujours délivré. Avant de faire usage de votre Sirop, la goutte me prenait très-souvent à l'estomac ou à la poitrine, et j'étais toujours tellement constipé que je restais ordinairement trois ou quatre jours sans pousser de selles, tandis que, depuis sept ou huit mois, je n'ai pas éprouvé la moindre douleur à la poitrine ni à l'estomac, et mes selles sont très-réglées journellement et très-faciles.

J'ignore l'effet qu'a produit votre Sirop sur plusieurs goutteux de nos environs, auxquels j'en ai conseillé l'usage ; mais je puis attester qu'un de mes concitoyens qui, il y a trois mois, était depuis quinze jours cloué sur son lit, très-souffrant de la goutte, se leva, descendit sans appui et se promena librement sur la place, après la troisième prise de ce remède, et il m'a assuré, il y a peu de jours, n'avoir ressenti aucune douleur depuis cette époque.

VERNAZOBRES ,
Percepteur de la réunion de Caux.

Puissalicon, le 19 décembre 1837.

Monsieur,

Je me sens fort heureux de pouvoir vous témoigner ma plus vive reconnaissance, sur l'effet qu'à produit sur moi votre Sirop anti-goutteux.

Je suis âgé de 63 ans et goutteux depuis l'âge de 40 ans.

Depuis que je souffre de cette cruelle maladie, j'ai cherché vainement du soulagement dans les remèdes connus ; le vôtre seul m'a fait tout l'effet désirable, puisqu'à la première attaque où j'en ai fait usage il m'a évité beaucoup de souffrances, et, à la seconde, comme par enchantement, du soir au lendemain, j'ai été totalement soulagé. Obligé à chaque attaque de me servir de mes béquilles, elles sont mises dans un coin depuis que je me sers de votre Sirop.

Mes attaques depuis neuf ou dix ans, étant devenues très-fréquentes, me laissaient libre six mois à peine dans le courant de l'année, et me retenaient dans ma chambre parfois quinze jours, un mois et jusqu'à deux mois ; aujourd'hui, c'est-à-dire depuis que je prends votre Sirop comme préservatif, si quelque douleur vient à me surprendre, et que je suive le traitement indiqué par votre Mémoire, mes douleurs cessent, et dans moins de huitaine je suis parfaitement rétabli. J'ai même éprouvé que mes douleurs stationnent à l'articulation prise, sans suivre toutes les autres comme cela m'arrivait auparavant.

J'ai l'honneur d'être, etc.

BARRAL.

Sérignan, arrondissement de Béziers, département de
l'Hérault, le 9 janvier 1838.

Monsieur,

La reconnaissance me fait un devoir de certifier que je viens de faire usage du Sirop de M. Boubée, pharmacien à Auch, pour combattre un paroxisme goutteux, et que j'en ai obtenu des effets vraiment merveilleux. Le second jour de mon traitement, mes douleurs si vives, si poignantes, se sont calmées comme par enchantement, et le quatrième jour j'ai pu non-seulement me lever, mais encore me promener, et le cinquième jour vaquer à mes affaires. Un semblable succès est d'autant plus extraordinaire, que ma goutte, qui date de 15 ans, avait résisté jusqu'ici à tous les médicaments connus, et qu'aucun traitement ne m'avait empêché de rester, à chaque attaque, pendant un ou deux mois au lit sans pouvoir le quitter.

Fait à Sérignan, les jour, mois et an ci-dessus.

Certifié sincère et véritable :

Jh. CABRILLAC.

Saint-Jean-de-Maurienne (Italie), le 5 août 1839.

Monsieur,

Atteint d'un rhumatisme aigu ou goutteux depuis environ trois mois, j'ai été dans le cas, ces jours derniers, de faire usage de votre Sirop anti-goutteux, qui m'a procuré le plus grand soulagement dans les douleurs dont je souffrais, et qui ont parcouru presque toutes les articulations. C'est la seconde fois que j'éprouve ces douleurs aiguës ; la première fois, elles m'ont saisi à l'âge de 22 ans, il y a de cela environ 8 ans.

Agréez, etc.

PERRIER ,
Avocat-fiscal de la province de Maurienne.

Caillavet (Gers), le 1er novembre 1839.

A M. le Rédacteur du Journal du Gers.

Monsieur le Rédacteur,

J'avais maintes fois lu dans votre journal l'éloge du Sirop anti-goutteux que prépare M. Boubée, pharmacien à Auch, notamment la lettre que vous écrivit M. de Minvielle, qui, après avoir été dix années sans ne pouvoir bouger qu'à l'aide de béquilles, reste aujourd'hui (après avoir fait usage de ce médicament) toute la journée, sans inconvénient, à la chasse. Je me décidai à ce traitement: retenu depuis 20 mois par un rhumatisme goutteux des plus cruels qui avait résisté à tout traitement, je ne pouvais bouger de mon lit et tenter un seul pas sans les plus cruelles souffrances. Après avoir usé pendant six jours de ce médicament, j'ai marché assez librement pour vaquer à mes affaires ; mes douleurs ont disparu, et j'ai recouvré ma santé et mon agilité première.

Je vous prie, Monsieur le rédacteur, d'insérer ma lettre dans votre journal', afin que des malheureux infirmes, comme moi, puissent y retrouver leur santé.

J'ai l'honneur, etc.

PUJOS,
Propriétaire.

Saint-Sauvy, le 11 mars 1839.

Monsieur le Rédacteur,

La réputation dont jouit dans nos contrées le Sirop antigoutteux préparé par M. Boubée, pharmacien à Auch, et les témoignages flatteurs que des personnes connues de moi en rendent journellement dans votre journal, m'engagèrent à en faire usage. Goutteux depuis trente ans, et comme perclus depuis bien des années, retenu au lit, sans mouvement, par des accès qui, durant six mois, me laissaient à peine un ou deux jours sans souffrance, je fis venir deux bouteilles de ce médicament; elles n'étaient pas achevées, que mes douleurs avaient disparu, et que j'avais retrouvé assez d'agilité pour vaquer à mes affaires. Il s'est passé un an sans que j'aie éprouvé de souffrance, et, le mois de janvier dernier, j'ai, par l'usage de ce médicament, calmé une attaque en huit jours.

J'ai l'honneur d'être, etc.

BRISSAC.

Monferran, le 20 octobre 1838.

Monsieur le Rédacteur,

Attaqué de la goutte depuis vingt-cinq ans, j'étais toujours dans les souffrances les plus horribles, perclus de tous mes membres, obligé de garder le lit, ou étendu sur une chaise-longue neuf mois de l'année. Je fais usage depuis deux ans du Sirop antigoutteux préparé par M. Boubée, pharmacien : aujourd'hui, mes douleurs ont disparu; j'ai repris de l'agilité et puis librement vaquer à mes affaires.

Plusieurs de mes voisins, moins atteints que moi, ont, par ce traitement, obtenu des effets radicaux. La reconnaissance m'impose le devoir de rendre ce témoignage public.

Je suis, etc.

LAFITAU.

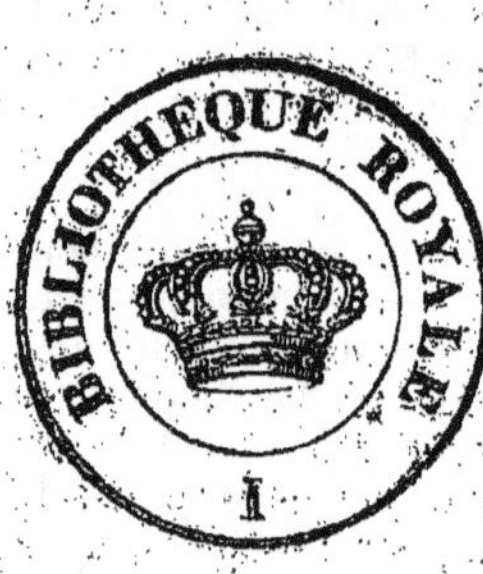

www.ingramcontent.com/pod-product-compliance
Lightning Source LLC
LaVergne TN
LVHW021748030726
842523LV00003B/977